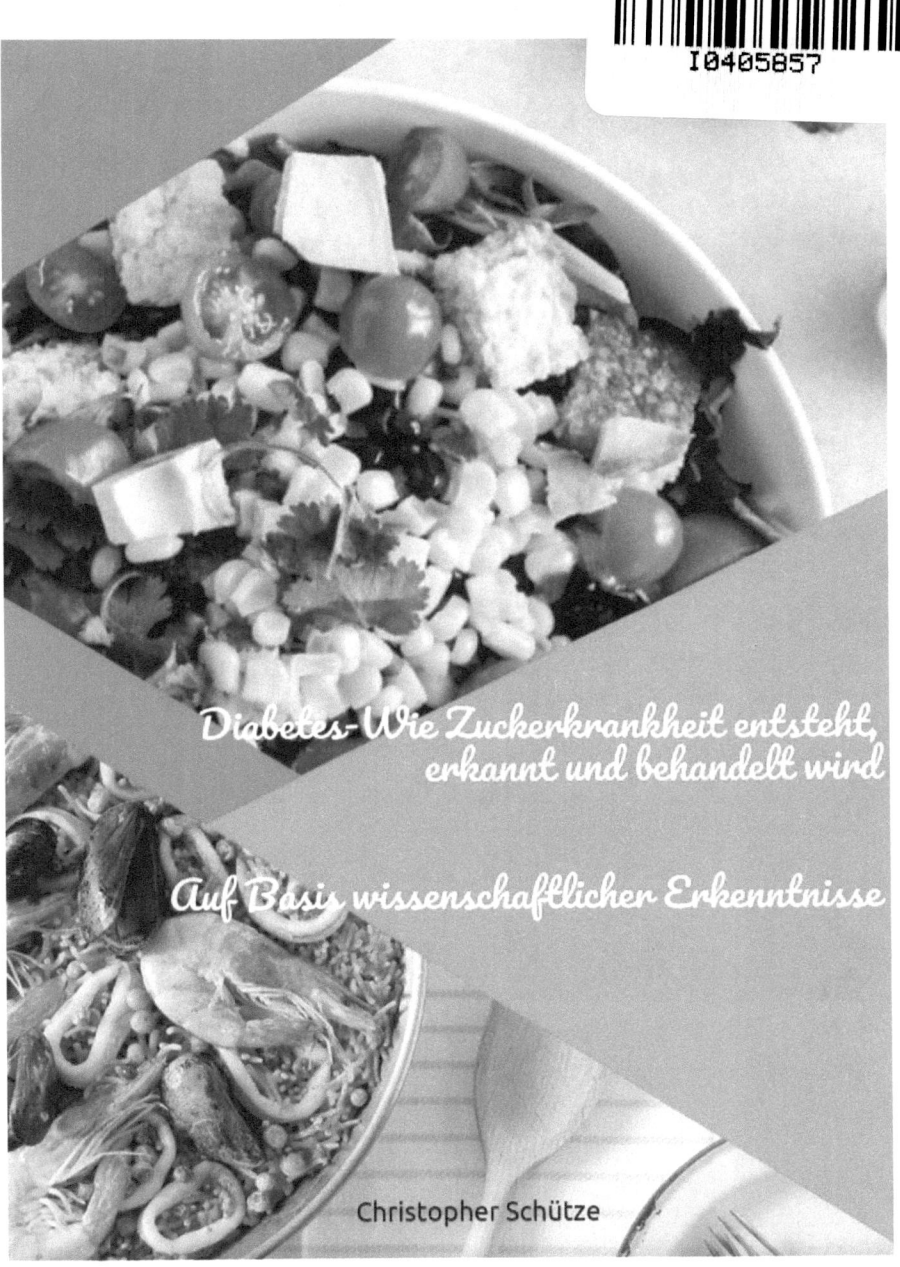

Diabetes - Wie Zuckerkrankheit entsteht, erkannt und behandelt wird

Auf Basis wissenschaftlicher Erkenntnisse

Christopher Schütze

Table Of Contents

Einleitung:	1
Grundlegendes zur Entstehung von Typ 2 Diabetes:	3
Grundlegendes zur Entstehung von Typ 1 Diabetes:	5
Epidemiologie:	6
Risikofaktoren für Typ 2 Diabetes:	7
Klassifikation-Typ 1, Typ 2 und andere Diabetestypen:	7
Diagnosetests für Diabetes: (25)	8
Behandlungsmaßnahmen (Überblick existenter Literatur):	10
GLYKÄMISCHE ZIELE: (26)	12
Behandlungskonzepte von Typ 1 Diabetes:	13
Behandlungskonzepte von Typ 2 Diabetes: (43)	13
Insulinersatztherapie:	14
Diabetes-Technologie:	15
Zusammenfassung von wichtigen Komplikaitonen von Diabetes:	16
Diabetes und Bluthochdruck:	18
Patientenaufklärung: (45)	18
Ausblick und Schlussfolgerung:	19
Referenzen:	20

Diabetes-Entstehung-Diagnose-Behandlung-Konzepte auf Basis wissenschaftlicher Erkenntnisse

Zusammenfassung

Diabetes mellitus ist eine Gruppe von Stoffwechselerkrankungen, die durch eine chronische Hyperglykämie (erhöhten Blutzuckerspiegel) gekennzeichnet ist, die auf Defekte der Insulinsekretion, der Insulinwirkung oder auf beides zurückzuführen ist. (1-4)

Die chronische Hyperglykämie bei Diabetes ist mit Langzeitschäden, Funktionsstörungen und Versagen verschiedener Organe verbunden, insbesondere der Augen, Nieren, Nerven, des Herzens und der Blutgefäße. (1-5)

Die Schwere der Symptome hängt von der Art und Dauer des Diabetes ab. (1-5) Einige Diabetespatienten sind asymptomatisch, insbesondere jene mit Typ-2-Diabetes in den frühen Jahren der Krankheit, andere mit ausgeprägter Hyperglykämie und insbesondere bei Kindern mit absolutem Insulinmangel (Typ 1 Diabetes-autoimmunologisch vermittelt) können an Polyurie, Polydipsie, Polyphagie, Gewichtsverlust und verschwommenem Sehen leiden. (1-4) Unkontrollierter Diabetes kann zu Stupor, Koma und, wenn er nicht behandelt wird, zum Tod führen, der auf Ketoazidose oder ein seltenes nichtketotischen hyperosmolaren Syndrom zurückzuführen ist [1-3].

Typ 2 Diabetes ist eine Stoffwechselerkrankung, die durch Änderung des Lebensstils, Ernährungskontrolle und Kontrolle von Übergewicht und Fettleibigkeit verhindert werden kann. (5) Die Aufklärung der Bevölkerung ist nach wie vor der Schlüssel zur Bekämpfung der Erkrankung. (5)

Trotz neuer Erkenntnisse über die Pathophysiologie von Diabetes ist eine Heilung noch nicht absehbar. (5) Das Management sollte auf die Verbesserung der Lebensqualität von Personen mit Typ-2-Diabetes zugeschnitten sein. (5)

Dieses Buch bietet eine Übersicht über wesentliche Eckpfeiler der Erkrankung Diabetes mellitus auf Basis wissenschaftlicher Erkenntnisse für interessierte Leser und Betroffene.

Einleitung:

Diabetes gehört zu einer Gruppe von Erkrankungen des Stoffwechsels, die mit einem erhöhten Blutzuckerspiegel (Hyperglykämie) und verschiedenen Komplikationen einhergeht. (1-6) Die Erkrankung ist auf Defekte der Insulinsekretion, der Insulinwirkung oder auf beides zurückzuführen. (6) Die chronische Hyperglykämie von Diabetes ist mit Langzeitschäden, Funktionsstörungen und dem Versagen verschiedener Organe verbunden, insbesondere der Augen, Nieren, Nerven, des Herzens und der Blutgefäße. (6) An der Entstehung von Diabetes sind mehrere pathogene Prozesse beteiligt. (6) Diese reichen von der autoimmunen Zerstörung der β-Zellen der Bauchspeicheldrüse mit daraus resultierendem Insulinmangel bis zu Abnormalitäten, die zu einer Insulinresistenz führen. (6)

Die Grundlage für die Abnormalitäten im Kohlenhydrat-, Fett- und Proteinstoffwechsel bei Diabetes ist die mangelnde Insulinwirkung auf das Zielgewebe. (6) Eine mangelhafte Insulinwirkung resultiert aus einer unzureichenden Insulinsekretion und / oder einer verminderten Reaktion des Gewebes auf Insulin an einem oder mehreren Punkten der komplexen Wege der Hormonwirkung. (6) Eine Beeinträchtigung der Insulinsekretion und Defekte der Insulinwirkung treten häufig bei demselben Patienten auf, und es ist oft unklar, welche Abnormalität, wenn auch nur allein, die Hauptursache für die Hyperglykämie ist. (6)

Zu den Symptomen einer ausgeprägten Hyperglykämie zählen vermehrtes Harnlassen (Polyurie), vermehrtes Durstgefühl (Polydipsie), Gewichtsverlust, manchmal mit Polyphagie, und verschwommenes Sehen. (6) Eine Beeinträchtigung des Wachstums und die Anfälligkeit für bestimmte Infektionen können auch mit einer chronischen Hyperglykämie einhergehen. (6)

Akute, lebensbedrohliche Folgen eines unkontrollierten Diabetes sind eine Hyperglykämie mit Ketoazidose oder das nichtketotische hyperosmolare Syndrom. (6) Zu den langfristigen Komplikationen bei Diabetes gehören Netzhauterkrankungen (Retinopathien) mit potenziellem Verlust des Sehvermögens; Nierenerkrankung (Nephropathie), die zu Nierenversagen führen kann; periphere Neuropathie mit dem Risiko von Schmerzen, Fußgeschwüren, Amputationen und Charcot-Gelenken; und autonome Neuropathie, die gastrointestinale, genitourinale und kardiovaskuläre Symptome und sexuelle Dysfunktion verursacht. (6)

Patienten mit Diabetes haben eine erhöhte Inzidenz von atherosklerotischen kardiovaskulären, peripheren arteriellen und zerebrovaskulären Erkrankungen. (6) Hypertonie und Störungen des Lipoproteinstoffwechsels treten häufig bei Diabetikern auf. (6)

Grundlegendes zur Entstehung von Typ 2 Diabetes:

Eine effektive Insulinsekretion ist von zentraler Bedeutung für die Pathophysiologie von Typ-2-Diabetes. (25, 26, 32) Um einen normalen Glukosespiegel aufrechtzuerhalten, variiert die Insulinsekretion in Abhängigkeit von der Insulinsensitivität über einen weiten Bereich. (25, 26, 32)

Menschen mit Typ-2-Diabetes können die Insulinsekretion nicht ausreichend steigern, um die bestehende Insulinresistenz zu überwinden. (26) Folglich sind die absoluten Insulinspiegel bei übergewichtigen Personen mit Typ-2-Diabetes, die insulinresistent sind, zwar höher als bei insulinsensitiven Kontrollpersonen, sie sind jedoch für ihren Grad an Insulinresistenz niedriger als angemessen. (26, 32)

Die Insulinsekretion in der ersten Phase, insbesondere als Reaktion auf die Stimulation durch Glukose, ist deutlich beeinträchtigt oder geht verloren. (27) Die maximale Insulinsekretion und -potenzierung durch Hyperglykämie der Insulinantworten auf Nicht-Glucose-Stimuli ist stark reduziert (28), und das Verhältnis von Proinsulin zu Insulin ist bei Typ-2-Diabetes hoch. (29) Im Laufe der Zeit wird die Hyperglykämie tendenziell schwerwiegender und schwieriger zu behandeln. (28-30) Diese fortschreitende Eigenschaft von Typ-2-Diabetes ist gewöhnlich auf die fortschreitende Verschlechterung der β-Zellfunktion in der Bauchspeicheldrüse zurückzuführen. (26-32) Während Prädiabetes und Diabetes durch absolute Schwellenwerte diagnostiziert werden (30), ist Dysglykämie ein Kontinuum, das von normalem zu offenem Diabetes übergeht. (30)

Das frühe Screening bietet ein Fenster für eine Behandlung, die das Fortschreiten der Krankheit und ihrer Komplikationen verhindern oder verzögern kann (33, 34). Bei Prädiabetes deuten eine verminderte Glukosetoleranz oder eine verminderte Nüchternglukose auf einen höheren Glukosespiegel als normal hin, jedoch nicht im Diabetesbereich. (30)

Diese Form von Diabetes, die 90–95% der Diabetiker ausmacht, die zuvor als nicht insulinabhängiger Diabetes, Typ-2-Diabetes oder Diabetes bei Erwachsenen bezeichnet wurden, umfasst Personen mit Insulinresistenz und in der Regel einer relativen Insulinresistenz; Zumindest zu Beginn und häufig während ihres gesamten Lebens benötigen diese Personen keine Insulinbehandlung, um zu überleben. (1, 6) Es gibt wahrscheinlich viele verschiedene Ursachen für diese Form von Diabetes. (1, 6)

Diabetes

Obwohl die spezifischen Ätiologien nicht bekannt sind, tritt keine Autoimmunzerstörung von β-Zellen auf. (1, 6) Die meisten Patienten mit dieser Form von Diabetes sind fettleibig und Adipositas selbst verursacht einen gewissen Grad an Insulinresistenz. (1, 6) Patienten, die nach herkömmlichen Gewichtskriterien nicht fettleibig sind, haben möglicherweise einen erhöhten Anteil an Körperfett, der überwiegend im Bauchbereich verteilt ist. (1, 6) Ketoazidose tritt bei dieser Art von Diabetes selten spontan auf; wenn gesehen, tritt diese normalerweise in Verbindung mit einer anderen Krankheit wie Infektion auf. (6)

Typ 2 Diabetes wird häufig viele Jahre lang nicht diagnostiziert, da sich die Hyperglykämie allmählich entwickelt und in früheren Stadien oft nicht so schwerwiegend ist, dass der Patient eines der klassischen Symptome von Diabetes bemerkt. (1, 6)

Dennoch besteht bei solchen Patienten ein erhöhtes Risiko für makrovaskuläre und mikrovaskuläre Komplikationen. (1, 6) Während Patienten mit dieser Form von Diabetes möglicherweise normale oder erhöhte Insulinspiegel aufweisen, ist zu erwarten, dass die höheren Blutzuckerspiegel bei diesen diabetischen Patienten zu noch höheren Insulinwerten führen, wenn ihre β-Zell-Funktion normal gewesen wäre. (1, 6) Daher ist die Insulinsekretion bei diesen Patienten fehlerhaft und nicht ausreichend, um die Insulinresistenz auszugleichen. (1, 6)

Die Insulinresistenz kann sich bei Gewichtsreduktion und / oder pharmakologischer Behandlung von Hyperglykämie verbessern, wird jedoch selten wieder normalisiert. (1, 6)

Das Risiko, an dieser Form von Diabetes zu erkranken, steigt mit zunehmendem Alter, Übergewicht und Bewegungsmangel. (1, 6) Die Erkrankung tritt häufiger bei Frauen mit früherem Gestationsdiabetes (Diabetes in der Schwangerschaft) - GDM und bei Personen mit Bluthochdruck oder Störungen im Fettstoffwechsel (Dyslipidämie) auf, und die Häufigkeit variiert in verschiedenen ethnischen Untergruppen. (1, 6)

Typ 2 Diabetes wird häufig mit einer starken genetischen Veranlagung in Verbindung gebracht, mehr als dies bei der Autoimmunform von Typ-1-Diabetes der Fall ist. (1, 6)

Die Genetik dieser Form von Diabetes ist jedoch komplex und nicht klar definiert. (1, 6)

Grundlegendes zur Entstehung von Typ 1 Diabetes:

Typ 1 Diabetes mellitus (T1DM) resultiert aus der autoimmunen Zerstörung von β-Zellen der endokrinen Bauchspeicheldrüse. (35) Die Entstehung von Typ 1 Diabetes unterscheidet sich von der des Typ-2-Diabetes mellitus, bei dem sowohl die Insulinresistenz als auch die verminderte Insulinsekretion durch die β-Zellen eine synergistische Rolle spielen. (35) Genetische, umweltbedingte und immunologische Faktoren spielen eine Rolle, die zur Zerstörung der β-Zellen der endokrinen Bauchspeicheldrüse beitragen und zu einem Insulinmangel führen. (35)

Der Prozess der Autoimmunzerstörung findet bei genetisch empfindlichen Personen unter der Auslösung eines oder mehrerer Umweltfaktoren statt und verläuft in der Regel über einen Zeitraum von vielen Monaten bis Jahren. (35) In diesem Zeitraum sind die Patienten asymptomatisch und euglykämisch, aber positiv für relevante Autoantikörper. (35) Symptomatische Hyperglykämie und offener Diabetes treten nach einer langen Latenzzeit auf, was den hohen Prozentsatz an β-Zellen widerspiegelt, die zerstört werden müssen, bevor offenkundiger Diabetes auftritt. (35)

Bei 90% der Individuen sind zum Zeitpunkt der Diagnose Marker für die Zerstörung des Immunsystems der Beta-Zelle vorhanden. (7-9) Diese umfassen Antikörper gegen die Inselzellen (ICAs), gegen Glutaminsäuredecarboxylase (GAD65), Insulin-Autoantikörper (IAAs), u.a.. (7-9) Einzelpersonen können zu Negativen konvertieren, wenn nur ein Marker positiv ist, aber das individuelle Risiko, Typ-1-Diabetes zu entwickeln, steigt mit der Anzahl der positiven Marker. (7-9) Mit zwei positiven Antikörpern ist eine Wahrscheinlichkeit von 75% verbunden, in den nächsten 10 Jahren an Diabetes zu erkranken. (10)

Diagnosestaging ist jetzt für Personen mit Autoimmunität verfügbar, sogar vor der Diagnose von Typ 1 Diabetes. (11)

Während diese Form von Diabetes normalerweise bei Kindern und Jugendlichen auftritt, kann sie in jedem Alter auftreten. (12) Jüngere Menschen haben in der Regel eine schnelle Beta-Zell-Zerstörungsrate und weisen eine Ketoazidose auf, während Erwachsene häufig über viele Jahre eine ausreichende Insulinsekretion aufrechterhalten, um einer Ketoazidose vorzubeugen. (12)

Die indolentere Variante, bei Erwachsenen, wurde als latenter Autoimmundiabetes bei Erwachsenen (LADA) bezeichnet. (7-12) Es ist immer noch umstritten, ob adulter Diabetes mellitus vom Typ 1 und LADA dieselbe klinische Einheit sind, aber LADA-Patienten sind Antikörper-positiv und erfordern oft eine Insulintherapie innerhalb von Jahren nach der Diagnose. (7-12)

Idiopathische Formen desTyp-1-Diabetes sind häufiger bei Personen afrikanischer oder asiatischer Abstammung. (7-12) Es besteht ein Risiko für diabetische Ketoazidose aufgrund von unterschiedlicher Insulinopenie (Insulinmangel). (10) Irgendwann werden alle Typ-1-Diabetiker eine Insulintherapie benötigen, um die Normoglykämie aufrechtzuerhalten. (7, 11-14)

Zu den Vorteilen des Screenings auf Insel-Autoantikörper gehört die Verringerung der Inzidenz von diabetischer Ketoazidose, die lebensbedrohlich sein kann. (15)

Typ 1 Diabetes ist nun eine vorhersehbare Krankheit, bei der die Autoantikörper der Inseln der Bauchspeicheldrüse gemessen werden. (15) Zur Vorbeugung ist ein allgemeines Screening auf Insel-Autoantikörper sowie eine Intervention on Hinblick auf Folgeerkrankungen erforderlich. (15) Eine Vielzahl von Mutationen und Einzelnukleotid-Polymorphismen in Genen, die eine Rolle bei den verschiedenen Schritten und Pfaden spielen, die am Glukosestoffwechsel beteiligt sind, sowie bei der Entwicklung, Kontrolle und Funktion von Pankreaszellen auf verschiedenen Ebenen werden oder wurden untersucht. (15) Die Zukunft verspricht, das Fortschreiten von Diabetes zu verzögern und letztendlich Diabetes vorzubeugen. (15)

Epidemiologie:

Häufigkeit von Typ 1 Diabetes:

Daten aus großen epidemiologischen Studien weltweit zeigen, dass die Inzidenz von Typ 1 Diabetes weltweit um 2–5% gestiegen ist und dass die Prävalenz der Erkrankung in den USA im Alter von 18 Jahren bei etwa 1 zu 300 liegt. (16) Die Erforschung von Risikofaktoren für Typ 1 Diabetes ist ein aktives Forschungsgebiet, um genetische und umweltbedingte Auslöser zu identifizieren, auf die möglicherweise eingegriffen werden könnte. (16) Während in der klinischen Versorgung von Typ 1 Diabetes erhebliche Fortschritte erzielt wurden, die zu einer Verbesserung der Lebensqualität und der klinischen Ergebnisse führten, muss noch viel mehr getan werden, um die Versorgung von Typ 1 Diabetikern zu verbessern und letztendlich eine Heilung zu finden. (16)

Typ 2 Diabetes:

Die Prävalenz von Typ-2-Diabetes mellitus bei Kindern und Jugendlichen in den USA liegt bei etwa 12: 100000 (17-19), während sie in Europa seltener ist (etwa 2,5: 100000). (20, 21)

Die Prävalenz von Diabetes wurde für alle Altersgruppen weltweit auf 2,8% im Jahr 2000 und 4,4% im Jahr 2030 geschätzt. (22) Die Gesamtzahl der Menschen mit Diabetes soll von 171 Millionen im Jahr 2000 auf 366 Millionen im Jahr 2030 steigen. (22) Die Prävalenz von Diabetes ist bei Männern höher als bei Frauen, aber es gibt mehr Frauen mit Diabetes als Männer. (22) Der weltweit wichtigste demografische Wandel der Diabetes-Prävalenz scheint die Zunahme des Anteils der Menschen über 65 Jahre zu sein. (22)

Risikofaktoren für Typ 2 Diabetes:

Ein breites Spektrum von Biomarkern, Erkrankungen sowie Ernährungs-, Lebensstil-, Umwelt- und psychosozialen Faktoren sind Risikofaktoren für Diabetes Typ 2. (23) Fettleibigkeit, Serumbiomarker (erhöhter Gehalt an Alaninaminotransferase, Gamma-Glutamyltransferase, Harnsäure und C-reaktivem Protein sowie verminderter Gehalt an Adiponektin und Vitamin D), ein ungesundes Ernährungsmuster (erhöhter Verzehr von verarbeitetem Fleisch und Zucker) - gesüßte Getränke, verminderte Aufnahme von Vollkornprodukten, Kaffee und Hämeisen und geringe Einhaltung eines gesunden Ernährungsschemas), geringes Maß an Bildung und Gewissenhaftigkeit, verminderte körperliche Aktivität, lange Ruhezeiten und Fernsehzeiten, Rauchen , Luftverschmutzung und einige Erkrankungen (hoher systolischer Blutdruck, Schwangerschaftsdiabetes, metabolisches Syndrom, Frühgeburt) wiesen auf ein erhöhtes Typ 2 Diabetes Risiko hin. (23)

Klassifikation-Typ 1, Typ 2 und andere Diabetestypen:

Diabetes kann wie oben beschrieben in die folgenden allgemeinen Kategorien eingeteilt werden: (24)

Typ-1-Diabetes (aufgrund der Zerstörung von β-Zellen, die normalerweise zu einem absoluten Insulinmangel führt) (24)

Typ-2-Diabetes (aufgrund eines fortschreitenden Insulinsekretionsdefekts vor dem Hintergrund der Insulinresistenz) (24)

Daneben existieren noch weitere Formen:

Gestationsdiabetes mellitus (GDM) (Diabetes, der im zweiten oder dritten Trimenon der Schwangerschaft diagnostiziert wird und bei dem es sich nicht um Diabetes im klassischen Sinn handelt) (24)

Spezifische Arten von Diabetes aufgrund anderer Ursachen, z. B. monogene Diabetes-Syndrome (wie Neugeborenen-Diabetes und Diabetes mit beginnender Reife des Kindes [MODY]), Erkrankungen der exokrinen Bauchspeicheldrüse (wie Mukoviszidose) induzierter Diabetes (z. B. bei der Behandlung von HIV / AIDS oder nach Organtransplantation) (24)

Diagnosetests für Diabetes: (25)

• Testen auf Prädiabetes und Typ 2 Diabetes bei asymptomatischen Menschen sollte bei Erwachsenen jeden Alters in Betracht gezogen werden, die übergewichtig sind oder fettleibig (BMI ≥ 25 kg / m² oder ≥23 kg / m² bei „Asian Americans") und die einen oder mehrere zusätzliche Risikofaktoren für Diabetes haben. (25)

Ausserdem:
• Für alle Personen sollten die Tests im Alter von 45 Jahren beginnen. (25)

• Wenn die Tests normal sind, ist eine Wiederholung dieser mindestens alle 3 Jahre vernünftig (25)

• Ein risikobasiertes Screening auf Prädiabetes und / oder Typ-2-Diabetes sollte bei Kindern bzw. Adoleszenten durchgeführt werden, wenn diese Übergewicht aufweisen (BMI ≥ 85. Perzentile). (25)

Diabetes und Prädiabetes können basierend auf Plasma-Glukose-Kriterien gescreent werden: Entweder die Nüchtern-Plasma-Glukose (FPG) - oder die 2-h-Plasmaglucose (2-h PG) -Werte während einer oralen Glukose-Gabe von 75 g (Glukoe-Toleranztest (OGTT)), oder anhand von HBA1C-Kriterien (glykosiliiertes Hämoglobin-Langzeitzucker). (25)

Es liegt eine unvollständige Übereinstimmung vor zwischen HBA1C, FPG und 2-h PG, und der 2-h-PG-Wert diagnostiziert mehr Menschen mit Prädiabetes und Diabetes als die FPG- oder HBA1C-Schnittpunkte. (25)

Diabetes

Deutliche Abweichungen zwischen gemessenem HBA1C- und Plasmaglukosespiegel sollten insofern Berücksichtigung finden, dass der HBA1C-Assay für bestimmte Patienten im Falle von Diskrepanzen möglicherweise nicht zuverlässig und individuell genug ist, da ein relativ kleines Patientenkollektiv Sichelzellenmerkmale oder Hämoglobinopathien aufweist, was die HBA1C-Ergebnisse verzerrt. (25)

Es sei denn, es gibt eine klare klinische Diagnose basierend auf offensichtlichen Anzeichen einer Hyperglykämie, erfordert die Diagnose zwei abnormale Testergebnisse von derselben Probe oder in zwei getrennten Testproben. (25) Bei Verwendung von zwei getrennten Testproben wird empfohlen, dass der zweite Test (entweder Wiederholung des initialen Tests oder anderer Test), unverzüglich durchgeführt werden. (25) Wenn Patienten grenzwertige Testergebnisse haben bzw. eine diagnostische Schwelle vorliegt, sollte medizinisches Fachpersonal diese Patienten genau untersuchen und den Test nach 3–6 Monaten wiederholen. (26)

Kriterien zum Testen auf Diabetes oder Prädiabetes bei asymptomatischen Erwachsenen: (26)

Die Prüfung sollte bei Übergewicht oder Fettleibigkeit (BMI $\geq$ 25 kg / m^2) bei Erwachsenen in Betracht gezogen werden bzw. bei $\geq$23 kg / m^2 bei asiatischen Amerikanern), die einen oder mehrere der folgenden Risikofaktoren haben: (26)

- Verwandte ersten Grades mit Diabetes (26)

- Ethnische Zugehörigkeit mit hohem Risiko (z. B. Afroamerikaner, Latino, Ureinwohner Amerikas, Amerikaner Asiens, Inselbewohner im Pazifik) (26)

- Cardiovasjkuläre Erkrankungen-CVD-in der Vergangenheit (26)

- Bluthochdruck (Hypertonie) ($\geq$140 / 90 mmHg oder bei Therapie gegen Hypertonie) (26)

- HDL-Cholesterinspiegel <35 mg / dl (0,90 mmol / l) und / oder Triglyceridspiegel> 250 mg / dl (2,82 mmol / l) (26)

- Frauen mit polyzystischem Ovarialsyndrom (26)

- Physische Inaktivität (26)

- Andere mit Insulinresistenz verbundene klinische Zustände (z. B. schwere Fettleibigkeit, Acanthosis nigricans) (26)

Patienten mit Prädiabetes (HBA1C $\geq$5,7% [39 mmol / mol], IGT oder IFG) sollten jährlich getestet werden. (26)

Bei Frauen, bei denen GDM diagnostiziert wurde, sollten mindestens alle 3 Jahre lebenslange Tests durchgeführt werden. (26)

Diabetes

Bei allen anderen Patienten sollte der Test im Alter von 45 Jahren beginnen. (26)

Wenn die Ergebnisse normal sind, sollten die Tests in Abständen von mindestens 3 Jahren wiederholt werden, unter Berücksichtigung vom Risikostatus ggf. häufiger bzw. abhängig von den ersten Ergebnissen und dem Risikostatus. (26)

Begriffserklärung: IFG, gestörte Nüchternglukose; IGT, beeinträchtigte Glukosetoleranz.

Risikobasiertes Screening auf Typ-2-Diabetes oder Prädiabetes bei asymptomatischen Kindern und Jugendlichen: (26)

Jugendliche sollten in einem klinischen Umfeld getested werden *, dies sollte in Betracht gezogen werden, wenn diese übergewichtig ($\geq$ 85% Perzentil) oder fettleibig ($\geq$ 95% Perzentil) sind, einen oder mehrere zusätzliche Risikofaktoren haben, basierend auf der Stärke ihrer Assoziation mit Diabetes: (26)

• Mütterliche Vorgeschichte von Diabetes oder GDM während der Schwangerschaft mit dem Kind (26)

• Familienanamnese von Typ-2-Diabetes bei Verwandten ersten oder zweiten Grades (26)

• Ethnische Zugehörigkeit (Ureinwohner Amerikas, Afroamerikaner, Latinos, Amerikaner Asiens, Inselbewohner des Pazifiks) (26)

• Anzeichen einer Insulinresistenz oder Erkrankungen in Zusammenhang mit Insulinresistenz (Acanthosis nigricans, Hypertonie, Dyslipidämie, Syndrom der polyzystischen Eierstöcke oder geringes Geburtsgewicht im Gestationsalter) (26)

* Nach dem Beginn der Pubertät oder nach dem 10. Lebensjahr, je nachdem, was früher eintritt. (26) Wenn die Tests normal sind, wiederholt man den Test; Empfohlen wird ein Mindestintervall von 3 Jahren oder häufiger, wenn der BMI steigt. (26)

Für weitere Literatur wird auf Referenz (25) verwiesen u.a. (siehe Referenzen)

Behandlungsmaßnahmen (Überblick existenter Literatur):

LEBENSSTILMANAGEMENT: (26)

Lebensstilmanagement ist ein grundlegender Aspekt der Diabetesversorgung und Umfasst „self-management education and support"- DSMES, medizinische Ernährungstherapie (MNT), körperliche Aktivität, Raucherentwöhnungsberatung und psychosoziale Betreuung. (26)

Patienten und Anbieter sollten sich gemeinsam darauf konzentrieren, wie der Lebensstil ab der initialen Zeit der Betreuung zu optimieren ist, sowie in der Zeit aller folgenden Bewertungen und Follow-up Beurteilungen, sowie in Hinblick auf Komplikationen und dem Management komorbider Zustände, um die Diabetesversorgung zu verbessern und möglichst optimal zu gestalten. (26)

Diabetes-Selbstmanagement ‚Aufklärung und Unterstützungsmaßnahmen (26):

• In Übereinstimmung mit den Standards für DSMES, sollten alle Menschen mit Diabetes an einer Diabetes-Selbstmanagement-Ausbildung teilnehmen, um das diesbezügliches Wissen zu erlernen bzw. zu verbessern, um sich Fertigkeiten für Diabetes Selbstpflege anzueignen. (26)

• Es gibt vier kritische Zeitpunkte in Hinblick auf die Bewertung bzw. auf den Bedarf an DSMES: (26)

Zum Zeitpunkt der Diagnose, jährlich, wenn komplizierende Faktoren auftreten und wenn Übergänge in der Pflege auftreten. (26)

• DSMES sollte patientenzentriert sein. kann in der Gruppe oder einzeln angegeben werden. (26) Entsprechend benötigte Technologie sollte kommuniziert werden und das gesamte Diabetes-Betreuungsteam eingebunden werden. (26)

Ernährungstherapie: (26)

Für viele Menschen mit Diabetes ist dies der schwierigste Teil des Behandlungsplans und dieser besteht darin, zu bestimmen, was zu essen ist und nach welchem Speiseplan vorgegangen werden soll. (26) Jede Person mit Diabetes sollte aktiv seine Entwicklung eines individuellen Ernährungsplans gestalten. (26) Alle Personen mit Diabetes sollten eine Überweisung für individualisierte Ernährungstherapie (MNT) in einem professionellen Setting angeboten bekommen, welches entsprechende Kenntnisse und Erfahrung bei der Bereitstellung von Diabetes-spezifischen Ernährungstherapien mitbringt. (26)

Alkoholkonsum: (26)

Mäßiger Alkoholkonsum hat keine schwerwiegenden nachteiligen Auswirkungen auf die langfristige Blutzuckerkontrolle bei Menschen mit Diabetes. (26) Risiken im Zusammenhang mit Alkoholkonsum sind Hypoglykämie (insbesondere für Personen, die Insulin oder Insulinsekretagoge Therapien benötigen), Gewichtszunahme und Hyperglykämie (für diejenigen, die übermäßige Mengen konsumieren). (26)

Körperliche Aktivität und weiterführende Behandlung wird entsprechend geltender Richtlinien empfohlen. (26)

GLYKÄMISCHE ZIELE: (26)

Beurteilung der Blutzuckerkontrolle: (26)

Das glykämische Management wird in erster Linie mit dem HBA1C-Test beurteilt, was Vorteile einer verbesserten Blutzuckerkontrolle zeigt. (26)

Selbstüberwachung von Blut Glukose (SMBG) kann beim Selbstmanagement und bei der Anpassung der Medikation hilfreich sein, insbesondere bei Personen, die Insulin einnehmen. (26)

Die kontinuierliche Glukoseüberwachung (CGM) spielt ebenfalls eine wichtige Rolle bei der Bewertung der Wirksamkeit und Sicherheit der Behandlung bei vielen Patienten mit Typ-1-Diabetes und es könnte auch bei ausgewählten Patienten mit Typ-2-Diabetes hilfreich sein, z.B. bei denjenigen mit intensiver Insulintherapie. (26)

HBA1C-Prüfung (Langzeitzucker): (26)

• Mindestens zwei HBA1C-Tests sollen pro Jahr bei Patienten durchgeführt werden, welche die Behandlungsziele erreichen (und bei Personen mit stabiler Blutzuckerkontrolle). (26)

• Vierteljährlicher HBA1C Test bei Patienten, deren Therapie geändert wurde, oder dort wo die glykämischen Ziele nicht erreicht werden. (26)

Glukose-Bewertung bzw. Glukoseüberwachung ist der Schlüssel für die Erreichung der glykämischen Ziele für die meisten Menschen mit Diabetes. (26) SMBG ist ein wesentlicher Bestandteil von effektiver Therapie von Patienten, die Insulin einnehmen. (26) Die Glukoseüberwachung ermöglicht es, das Ansprechen auf die Therapie zu beurteilen bzw. ob die glykämischen Ziele sicher erreicht sind. (26)

Die Integration der Ergebnisse in das Diabetes-Management kann nützliches sein, u.a. zur Verhinderung von Hypoglykämie, und zur Anpassung von Medikamenten (insbesondere Insulindosen). (26)

Ein multiprofessionelles Management ist bei der Betreuung von Patienten mit Typ 1 und 2 Diabetes erforderlich.

14

Weitere multizentrische, randomisierte Studien sind erforderlich, um die Wirksamkeit der Behandlung und die langfristige Sicherheit dieser Medikamente zu bewerten. (42)

Behandlungskonzepte von Typ 2 Diabetes: (43)

Die Basis der Behandlung bei Autoimmundiabetes ist die Insulintherapie. (42) Es wurden Versuche zur kausalen Behandlung einschließlich der Blockierung der Autoimmunprozesse und der Insulin-produzierenden Zelltransplantation durchgeführt. (42) Diese Methoden erfordern mehr Forschung, um effiziente und sichere Behandlungsmethoden für Typ-1-Diabetes zu sein. (42)

Die Verwendung von Nicht-Insulin-Zusatzbehandlungen ist ein neuer Trend. (42) Metformin ist zusammen mit Natrium-Glucose-Co-Transporter-2-Inhibitoren (SGLT2-Inhibitoren), Amylinanaloga, Glucagon-ähnlichen Peptid-1-Rezeptoragonisten (GLP-1-Rezeptoragonisten) und Dipeptidylpeptidase-4-Inhibitoren (DPP-4-Inhibitoren) das am häufigsten verwendete Medikament. (42) Die Ergebnisse der Verabreichung dieser Medikamente zeigen bei Patienten mit Diabetes mellitus Typ 1 gute Ergebnisse. (42) In naher Zukunft werden sie höchstwahrscheinlich schrittweise sowohl bei erwachsenen als auch bei jugendlichen Patienten mit Typ-1-Diabetes angewendet. (42)

Um eine gute Stoffwechselkontrolle bei Diabetes zu erreichen und langfristig aufrechtzuerhalten, ist eine Kombination aus Änderungen des Lebensstils und der pharmakologischen Behandlung erforderlich. (43) Das Erreichen eines nahezu normalen glyksilierten Hämoglobins (HBA1C) senkt das Risiko von makrovaskulären und mikrovaskulären Komplikationen erheblich. (43)

Gegenwärtig gibt es verschiedene orale und injizierbare Behandlungen zur Therapie von Typ-2-Diabetes mellitus. (43) Behandlungsalgorithmen, die die Entwicklung oder das Fortschreiten von Komplikationen bei Diabetes reduzieren sollen, unterstreichen die Notwendigkeit einer guten Blutzuckerkontrolle. (43) Darüber hinaus haben sich Änderungen im Lebensstil als vorteilhaft erwiesen. (43) Metformin bleibt für die meisten Patienten die erste Wahl der Behandlung. (43) Andere alternative oder Zweitlinien-Behandlungsoptionen sollten in Abhängigkeit von den Merkmalen jedes Patienten in einem Professionellen Umfeld individuell angepasst werden. (43, 44)

Das Risiko für atherosklerotische bzw. cardiovaskuläre Erkrankungen und Herzinsuffizienz, chronisch Nierenerkrankung (CNI) - und behandlungsbedingte Hypoglykämie sollte herangezogen werden, um Ziele für Glykämie, Blutdruck, und Lipide individualisiert zu wählen, (25) und um nicht zuletzt spezifische Medikamente zur Senkung des Blutzuckerspiegels bzw. gegen Bluthochdruck oder in Hinblick auf Statine (Lipidsenker) bzw. auf Behandlungsintensität spezifisch und individualisiert zu wählen. (25)

Ein adäquater Cholesterinspiegel ist in der Behandlung u.a. ebenfalls anzustreben. (45)

Für Personen mit Diabetes werden außerdem individualisierte Ernährungspläne empfohlen. (25)

Insulinersatztherapie:

Die Insulinersatztherapie wird hauptsächlich bei Patienten mit Typ-2-Diabetes angewendet, bei denen ein Insulinmangel aufgetreten ist und bei denen andere therapeutische Optionen versagt haben. (46)

Sie machen etwa ein Viertel der Diabetiker aus, ertragen die meisten Komplikationen und verbrauchen die meisten Ressourcen. (46) Eine adäquate Insulinersatztherapie kann Komplikationen vorbeugen und die Kosten senken, solange die Therapieziele erreicht und aufrechterhalten werden. (46)

Trotz der langfristigen Verfügbarkeit von Insulin und der immer noch enttäuschenden Ergebnisse wird nahe gelegt, dass das Erreichen der glykämischen Ziele bei Insulinkonsumenten mit Typ-2-Diabetes in greifbarer Nähe liegt. (46)

Bei häufiger Titration zur Optimierung der Insulindosierung könnte die Lebensqualität der meisten Insulinkonsumenten über einen längeren Zeitraum aufrechterhalten und gleichzeitig Ressourcen des Gesundheitssystems gespart werden. (46)

Bzgl. Weiterführender Literatur zum Thema der pharmakologisch/medizinischen Behandlung von Diabetespatienten wird insbesondere auf die Referenz (25) u.a. hingewiesen (siehe Referenzen).

Diabetes-Technologie:

In den letzten zwei Jahrzehnten wurden auf dem gesamten Gebiet der Diabetes-Technologie (DT) mit ihren vielen verschiedenen Forschungs- und Entwicklungsbereichen enorme Fortschritte erzielt. (47)

Die Diabetes-Technologie hat sich im Laufe der Jahre kontinuierlich weiterentwickelt, um die Lebensqualität und die Pflege der betroffenen Patienten zu verbessern. (48)

Häufige Blutzuckermessungen (BG) und mehrere tägliche Insulininjektionen sind zum Standard bei der Behandlung von Typ-1-Diabetes geworden. (48) Kontinuierliche Blutzuckermessgeräte (CGM) ermöglichen es Patienten, Trends in ihrer Blutzuckerkontrolle zu beobachten und zu erkennen. (48) Die dazu entwickelten Geräte verbessern die Lebensqualität von Eltern und Betreuern durch voreingestellte Warnungen bei Hypoglykämie (niedrigem Blutzuckerspiegel). (48)

Insulinpumpen haben sich seit ihrer Markteinführung weiter verbessert und Innovationen hervorgebracht. (48) Hybride Systeme mit geschlossenem Regelkreis haben die mit CGM gesammelten Daten genutzt, um die basale Insulindosierung und die Vorbeugung von Hypoglykämie zu unterstützen. (48)

Im Zuge des technischen Fortschritts müssen Patienten wahrscheinlich immer weniger Informationen manuell in ihr Pumpensystem eingeben. (48) In Zukunft werden wir wahrscheinlich ein System sehen, das keine manuelle Eingabe des Patienten erfordert und es Benutzern ermöglicht, den ganzen Tag über zu essen, ohne Kohlenhydrate zu zählen oder Blutzucker einzutragen. (48)

Da die Technologie immer weiter voranschreitet, müssen Endokrinologen und Diabetes-Anbieter auf dem neuesten Stand bleiben, um ihre Patienten bei der optimalen Nutzung neuer Management-Tools unterstützen zu können. (48)

Zusammenfassung von wichtigen Komplikaitonen von Diabetes:

Diabetes ist weithin als eine aufkommende Epidemie anerkannt, die sich weltweit auf nahezu alle Länder, Altersgruppen und Volkswirtschaften auswirkt. (36-38) Laut der International Diabetes Federation litten im Jahr 2015 weltweit rund 415 Millionen Menschen an Diabetes. (38)

Schätzungen zufolge ist sich die Hälfte der Patienten mit Diabetes ihrer Krankheit nicht bewusst und daher anfälliger für diabetische Komplikationen. (38) Im Jahr 2015 wurden rund 5,0 Millionen Todesfälle auf Diabetes zurückgeführt, obwohl im selben Jahr mehr als 12% der weltweiten Gesundheitsausgaben für die Bewältigung der Krankheit und ihrer Komplikationen aufgewendet wurden. (36)

Diabetes-Komplikationen treten häufig bei Patienten mit Typ-1- oder Typ-2-Diabetes auf, sind jedoch gleichzeitig für eine signifikante Morbidität und Mortalität verantwortlich. (38) Die chronischen Komplikationen bei Diabetes werden grob in mikrovaskuläre und makrovaskuläre unterteilt, wobei erstere eine viel höhere Prävalenz aufweisen als letztere. (38)

Patientenaufklärung: (45)

Mikrovaskuläre Komplikationen umfassen Neuropathie, Nephropathie und Retinopathie, während makrovaskuläre Komplikationen aus Herz-Kreislauf-Erkrankungen, Schlaganfall und peripherer Arterienerkrankung (PAD) bestehen. (38)

Nicht zuletzt deshalb ist eine adäquate Blutdruckeinstellung bei Diabetes wesentlich. (25)

Das diabetische Fußsyndrom ist definiert als das Vorhandensein eines Fußgeschwürs in Verbindung mit Neuropathie, PAD und Infektion und ist eine Hauptursache für eine Amputation der unteren Extremitäten. (38)

Schließlich gibt es noch andere Komplikationen bei Diabetes, die nicht in die beiden oben genannten Kategorien fallen, z. B. Zahnerkrankungen, verringerte Infektionsresistenz und Geburtskomplikationen bei Frauen mit Schwangerschaftsdiabetes. (38)

Diabetes mellitus ist also ein wichtiges Gesundheitsproblem, das aufgrund spezifischer mikrovaskulärer Komplikationen wie Retinopathie, Nephropathie und Neuropathie sowie makrovaskulärer Komplikationen wie ischämischer Herzkrankheit und peripherer Gefäßerkrankung (Vaskulopathie) erhebliche Morbidität verursacht. (49)

Es kann Kinder, Jugendliche und Erwachsene betreffen und wird immer häufiger. (49)

Mit Diabetes mellitus verbundene Augenkomplikationen nehmen ebenfalls zu und können durch frühzeitige Erkennung und rechtzeitige Behandlung kontrolliert werden. (49) Die Hauptkomplikationen im Zusammenhang mit Diabetes und den Augen sind diabetischer Retinopathie (mit Netzhautblutungen, Neubildung krankhafter Gefäße- Neovaskularisationen, Netzhautödem, Glaskörperblutung) und Papillopathie (Sehnerverkrankung), Katarakt, Glaukom und Erkrankungen der Augenoberfläche. (49)

Diabetes und seine Augenkomplikationen sind trotz des besseren Verständnisses dieser Augenzustände und der Identifizierung erfolgreicher Behandlungen weiterhin eine Hauptursache für Blindheit. (49)

Alle diabetischen Augenkomplikationen können durch frühzeitige Diagnose und Therapie kontrolliert und ggf. verhindert werden. (49)

Daher sind regelmäßige Augenuntersuchungen erforderlich, um den durch Diabetes verursachten Sehverlust zu verringern. (49) Eine gute Blutzuckerkontrolle und andere systemische Risikofaktoren wie Bluthochdruck und Hyperlipidämie sind das Hauptziel bei der Vorbeugung von Augenkomplikationen bei Diabetes. (49)

Diabetes und Bluthochdruck:

Das gleichzeitige Auftreten von Diabetes und Bluthochdruck verschlechtert die klinischen Ergebnisse sowohl bei mikrovaskulären als auch bei makrovaskulären Erkrankungen. (39) Das Diabetes-Management sollte daher aus einem facettenreichen Ansatz bestehen, der neben der Blutzuckerkontrolle auch auf ein optimales Blutdruck- und Lipidmanagement abzielt. (39) Die Pathophysiologie der Hypertonie bei Diabetes beinhaltet maladaptive Veränderungen und komplexe Wechselwirkungen zwischen dem autonomen Nervensystem, mechanischen Kräften, dem Renin-Angiotensin-Aldosteron-System, sowie individuellen und Umweltfaktoren. (39)

Mehrere randomisierte kontrollierte Studien von hoher Qualität zeigten eine verringerte Morbidität mit einer Verringerung des erhöhten Blutdrucks bei Menschen mit Diabetes. (39-41)

Ein allgemeines Blutdruckziel von weniger als 140/80 mmHg scheint für die meisten Menschen mit Diabetes angemessen zu sein. (39) Bei Patienten mit einem höheren Risiko für Herz-Kreislauf-Erkrankungen sollten individuelle Risikofaktoren und Komorbiditäten mit einem aggressiveren Ziel von weniger als 130/80 mmHg berücksichtigt werden, wenn dieses Ziel ohne übermäßige Nebenwirkungen erreicht werden kann. (39) Die richtige Auswahl der Therapie und die Berücksichtigung des Nebenwirkungsprofils der einzelnen Medikamente sind von größter Bedeutung. (39) Einige Medikamentenklassen können den negativen Auswirkungen anderer Medikamente entgegenwirken. (39) Daher sollten Kombinationen nach sorgfältiger professioneller Abwägung ausgewählt werden. (39)

Angiotensin-Converting-Enzym-Inhibitoren und Angiotensin-Rezeptor-Blocker bleiben die bevorzugten Wirkstoffe, während die kombinierte Anwendung dieser Medikamente aufgrund schlechter Nierenergebnisse nicht empfohlen wird. (39) Angesichts der Verfügbarkeit neuerer Antihyperglykämika sollte deren blutdrucksenkende Wirkung in Betracht gezogen werden, wenn sie zur zusätzlichen Blutzuckerkontrolle hinzugefügt werden. (39)

Betroffene Patienten müssen über die Bedeutung des Blutzuckermanagements aufgeklärt werden, um Komplikationen in Zusammenhang mit Diabetes zu vermeiden. (45) Das Management des Lebensstils muss betont werden, einschließlich Diätkontrolle und körperlicher Bewegung. (45)

Die Selbstüberwachung des Blutzuckers ist ein wichtiges Mittel für Patienten, die Verantwortung für ihr Diabetes-Management übernehmen. (45) Eine regelmäßige Schätzung der Glukose-, HBA1C- und Lipidspiegel ist erforderlich. (45)

Angehörige von Gesundheitsberufen sollten die Patienten über die Symptome einer Hypoglykämie (wie Tachykardie, Schwitzen, Verwirrung) und die erforderlichen Maßnahmen (Einnahme von 15 bis 20 g Kohlenhydrate) aufklären. (45) Die Patienten sollten motiviert werden, mit dem Rauchen aufzuhören. (45) Ein Schwerpunkt liegt auf regelmäßigen Augenuntersuchungen und Fußpflege. (45)

Die Aufrechterhaltung des Trainingsprogramms bei Patienten mit Typ-2-Diabetes ist ein wichtiges Ziel, da dies mit einem langfristigen kardiovaskulären Nutzen und einer verringerten Mortalität verbunden ist. (50)

Hausärzte und pflegerische Diabetesberater, die sich um Patienten kümmern, spielen eine wichtige Rolle bei der Aufklärung dieser Patienten über die Bedeutung des Trainingsplans als therapeutische Option für das Krankheitsmanagement. (50)

Trotz der Anhäufung umfangreicher Daten auf molekularer und zellulärer Ebene ist der Mechanismus der Diabetesentwicklung und der Komplikationen noch nicht vollständig geklärt. (2) Auf diesem Gebiet sind auf jeden Fall umfangreichere Forschungsarbeiten erforderlich, die sich letztendlich mit dem Ziel befassen, Diagnosen und Therapien zu verbessern und das Risiko der Entwicklung chronischer Komplikationen zu minimieren. (2)

Ausblick und Schlussfolgerung:

Eine verbesserte Blutzuckerkontrolle und ein besseres Management anderer identifizierter Risikofaktoren für Komplikationen bei Diabetes sowie eine wirksamere Behandlung von Herz-Kreislauf-Erkrankungen und mikrovaskulären Komplikationen haben zu optimistischeren Aussichten für Menschen mit Diabetes geführt. (51)

Für einen vertiefenden Einblick in Hinblick auf den in diesem Buch vorgestellten Überblick über Diabetes wir der Leser auf weiterführende Literatur verwiesen (siehe u.a. Referenzen) bzw. auf professionelles medizinisches Personal.

Referenzen:

1. American Diabetes Association. Diagnosis and classification of diabetes mellitus. Diabetes Care. 2014;37 Suppl 1:S81–S90.

2. Akram T Kharroubi and . Hisham M Darwish. Diabetes mellitus: The epidemic of the century. World J Diabetes. 2015 Jun 25; 6(6): 850–867.

2a. Craig ME, Hattersley A, Donaghue KC. Definition, epidemiology and classification of diabetes in children and adolescents. Pediatr Diabetes. 2009;10 Suppl 12:3–12.

3. Galtier F. Definition, epidemiology, risk factors. Diabetes Metab. 2010;36:628–651.

4. Thunander M, Törn C, Petersson C, Ossiansson B, Fornander J, Landin-Olsson M. Levels of C-peptide, body mass index and age, and their usefulness in classification of diabetes in relation to autoimmunity, in adults with newly diagnosed diabetes in Kronoberg, Sweden. Eur J Endocrinol. 2012;166:1021–1029.

5. Abdulfatai B. Olokoba, Olusegun A. Obateru,and , Lateefat B. Olokoba. Type 2 Diabetes Mellitus: A Review of Current Trends. Oman Med J. 2012 Jul; 27(4): 269–273.

6. American Diabetes Association. Diagnosis and Classification of Diabetes Mellitus. Diabetes Care. 2010 Jan; 33(Suppl 1): S62–S69.

7. Carolina Solis-Herrera, MD, Curtis Triplitt, PharmD, Charles Reasner, M.D.+, Ralph A DeFronzo, M.D., and Eugenio Cersosimo, M.D. PhD. Classification of Diabetes Mellitus. Feingold KR, Anawalt B, Boyce A, et al., editors. South Dartmouth (MA): MDText.com, Inc.; 2000-.

8. Pihoker C, Gilliam LK, Hampe CS, Lernmark A. Autoantibodies in Diabetes. Diabetes 2005;54(suppl2): S52-S61.

9. Atkinson MA, Eisenbarth GS. Type I diabetes: new perspectives on disease pathogenesis and treatment. Lancet 358:221-229, 2001.

10. Skylar JS, Bakris GL, Bonifacio E, Darsow T, Eckel RH, Groop L, Groop P-H. Differentiation of diabetes by pathophysiology, natural history, and prognosis. Diabetes 66:241-255, 2017

11. Insel RA, Dunne JL, Atkinson MA, Chiang JL, Dabelea D, Gottlieb PA, Greenbaum CJ. et al. Staging presymptomatic type 1 diabetes: a scientific statement of JDRF, the Endocrine Society, and the American Diabetes Association. Diabetes Care 38:1964-1974, 2015

12. Zimmet PZ, Tuomi T, Mackay R, Rowley MJ, Knowles W, Cohen M, Lang DA: Latent autoimmune diabetes mellitus in adults (LADA): The role of antibodies to glutamic acid decarboxylase in diagnosis and prediction of insulin dependency. Diabet Med 11:299-303, 1994.

13. Michels A, Gottlieb P. Pathogenesis of Type 1A Diabetes. In: De Groot LJ, Chrousos G, Dungan K, Feingold KR, Grossman A, Hershman JM, Koch C, Korbonits M, McLachlan R, New M, Purnell J, Rebar R, Singer F, Vinik A, editors. Endotext [Internet]. South Dartmouth (MA): MDText.com, Inc.; 2000- 2015 Mar 4.

14. Yau M, Maclaren NK, Sperling M. Etiology and Pathogenesis of Diabetes Mellitus. In: De Groot LJ, Chrousos G, Dungan K, Feingold KR, Grossman A, Hershman JM, Koch C, Korbonits M, McLachlan R, New M, Purnell J, Rebar R, Singer F, Vinik A, editors. Endotext [Internet]. South Dartmouth (MA): MDText.com, Inc.; 2000- 2015 Mar 4.

15. Kimber M Simmons. and Aaron W Michels. Type 1 diabetes: A predictable disease. World J Diabetes. 2015 Apr 15; 6(3): 380–390.

16. David M Maahs, MD, Nancy A West, PhD, Jean M. Lawrence, ScD, MPH, MSSA, and Elizabeth J Mayer-Davis PhD Chapter 1: Epidemiology of Type 1 Diabetes. Endocrinol Metab Clin North Am. 2010 Sep; 39(3): 481–497.

17. May AL, Kuklina EV, Yoon PW. Prevalence of cardiovascular disease risk factors among US adolescents, 1999-2008. Pediatrics. 2012;129:1035–1041.

18. Dabelea D, Bell RA, D'Agostino RB, Imperatore G, Johansen JM, Linder B, Liu LL, Loots B, Marcovina S, Mayer-Davis EJ, et al. Incidence of diabetes in youth in the United States. JAMA. 2007;297:2716–2724.

19. Liese AD, D'Agostino RB, Hamman RF, Kilgo PD, Lawrence JM, Liu LL, Loots B, Linder B, Marcovina S, Rodriguez B, et al. The burden of diabetes mellitus among US youth: prevalence estimates from the SEARCH for Diabetes in Youth 20. Study. Pediatrics. 2006;118:1510–1518.

20. Schober E, Holl RW, Grabert M, Thon A, Rami B, Kapellen T, Seewi O, Reinehr T. Diabetes mellitus type 2 in childhood and adolescence in Germany and parts of Austria. Eur J Pediatr. 2005;164:705–707.

21. Rotteveel J, Belksma EJ, Renders CM, Hirasing RA, Delemarre-Van de Waal HA. Type 2 diabetes in children in the Netherlands: the need for diagnostic protocols. Eur J Endocrinol. 2007;157:175–180.

22. Sarah Wild, MB BCHIR, PHD, Gojka Roglic, MD, Anders Green, MD, PHD, DR MED SCI, Richard Sicree, MBBS, MPH and Hilary King, MD, DSC. Global Prevalence of Diabetes

Estimates for the year 2000 and projections for 2030. Diabetes Care 2004 May; 27(5): 1047-1053.

23. Bellou V, Belbasis L, Tzoulaki I, Evangelou E. Risk factors for type 2 diabetes mellitus: An exposure-wide umbrella review of meta-analyses. PLoS One. 2018 Mar 20;13(3):e0194127.

24. American Diabetes Association. Classification and Diagnosis of Diabetes. Diabetes Care 2015 Jan; 38(Supplement 1): S8-S16.

25. American Diabetes Association. Standards of Medical Care in Diabetes-2019 Abridged for Primary Care Providers. Clin Diabetes. 2019 Jan;37(1):11-34. doi: 10.2337/cd18-0105.

26. Basu A, Dalla Man C, Basu R, Toffolo G, Cobelli C, Rizza RA. Effects of type 2 diabetes on insulin secretion, insulin action, glucose effectiveness, and postprandial glucose metabolism. Diabetes Care 2009;32:866–872.

27. van Haeften TW, Pimenta W, Mitrakou A, et al. Relative conributions of beta-cell function and tissue insulin sensitivity to fasting and postglucose-load glycemia. Metabolism 2000;49:1318–1325.

28. Ward WK, Bolgiano DC, McKnight B, Halter JB, Porte D Jr. Diminished B cell secretory capacity in patients with noninsulin-dependent diabetes mellitus. J Clin Invest 1984;74:1318–1328.

29. Yoshioka N, Kuzuya T, Matsuda A, Taniguchi M, Iwamoto Y. Serum proinsulin levels at fasting and after oral glucose load in patients with type 2 (non-insulin-dependent) diabetes mellitus. Diabetologia 1988;31:355–360.

30. American Diabetes Association Approaches to glycemic treatment. Sec. 7. In Standards of Medical Care in Diabetes—2016. Diabetes Care 2016;39(Suppl. 1):S52–S59.

31. Phillips LS, Ratner RE, Buse JB, Kahn SE. We can change the natural history of type 2 diabetes. Diabetes Care 2014;37:2668-2676.

32. Jay S. Skyler, George L. Bakris, Ezio Bonifacio, Tamara Darsow, Robert H. Eckel, Leif Groop,Per-Henrik Groop, Yehuda Handelsman, Richard A. Insel, Chantal Mathieu, Allison T. McElvaine,Jerry P. Palmer, Alberto Pugliese, Desmond A. Schatz, Jay M. Sosenko, John P.H. Wilding, andRobert E Ratner. Differentiation of Diabetes by Pathophysiology, Natural History, and Prognosis. Diabetes. 2017 Feb; 66(2): 241–255.

33. Bergman M, Dankner R, Roth J, Narayan KMV. Are current diagnostic guidelines delaying early detection of dysglycemic states? Time for new approaches. Endocrine 2013;44:66–69

34. Phillips LS, Twombly JG. It's time to overcome clinical inertia. Ann Intern Med 2008;148:783–785

35. Stavroula A Paschou, Nektaria Papadopoulou-Marketou, George P Chrousos, and Christina Kanaka-Gantenbein. On type 1 diabetes mellitus pathogenesis. Endocr Connect. 2018 Jan; 7(1): R38–R46.

36. Konstantinos Papatheodorou, Maciej Banach,Eleni Bekiari,Manfredi Rizzo,and Michael Edmonds. Complications of Diabetes 2017. J Diabetes Res. 2018; 2018: 3086167.

37. International Diabetes Federation. IDF Diabetes Atlas. 7th. Brussels, Belgium: International Diabetes Federation; 2015.

38. Deshpande A. D., Harris-Hayes M., Schootman M. Epidemiology of diabetes and diabetes-related complications. Physical Therapy. 2008;88(11):1254–1264. doi: 10.2522/ptj.20080020.

39. Darshan S Khangura, M.D, Muhammad Waqar Salam, Stephen A Brietzke, M.D., and James R Sowers, M.D.. Hypertension in Diabetes. Feingold KR, Anawalt B, Boyce A, et al., editors. South Dartmouth (MA): MDText.com, Inc.; 2000-.

40. Lindholm LH, Hansson L, Ekbom T, Dahlöf B, Lanke J, Linjer E, Scherstén B, Wester PO, Hedner T, de Faire U. Comparison of antihypertensive treatments in preventing cardiovascular events in elderly diabetic patients: results from the Swedish Trial in Old Patients with Hypertension-2. STOP Hypetension-2 Study Group. J Hypertens. 2000; 18:1671-5

41. Barzilay JI, Davis BR, Cutler JA, Pressel SL, Whelton PK, Basile J, Margolis KL, Ong ST, Sadler LS, Summerson J; ALLHAT Collaborative Research Group. Fasting glucose levels and incident diabetes mellitus in older nondiabetic adults randomized to receive 3 different classes of antihypertensive treatment: a report from the Antihypertensive and Lipid-Lowering Treatment to Prevent Heart Attack Trial (ALLHAT). Arch Intern Med. 2006;166(20):2191-201.

42. Ewa Otto-Buczkowska,[*] and Natalia Jainta. Pharmacological Treatment in Diabetes Mellitus Type 1 – Insulin and What Else?. Int J Endocrinol Metab. 2018 Jan; 16(1): e13008.

43. Juan José Marín-Peñalver, Iciar Martín-Timón, Cristina Sevillano-Collantes, and Francisco Javier del Cañizo-Gómez. Update on the treatment of type 2 diabetes mellitus. World J Diabetes. 2016 Sep 15; 7(17): 354–395.

44. Choi SE, Berkowitz SA, Yudkin JS, Naci H, ,Basu S. Personalizing Second-Line Type 2 Diabetes Treatment Selection: Combining Network Meta-analysis, Individualized Risk, and Patient Preferences for Unified Decision Support.Med Decis Making. 2019 Apr;39(3):239-252. doi: 10.1177/0272989X19829735. Epub 2019 Feb 15.

45. Rajeev Goyal; Ishwarlal Jialal. Diabetes Mellitus Type 2. Treasure Island (FL): StatPearls Publishing; 2019 Jan-.

46. I. Hodish. Insulin therapy for type 2 diabetes – are we there yet? The d-Nav® story. Clin Diabetes Endocrinol. 2018; 4: 8

47. Lutz Heinemann, PhD· Future of Diabetes Technology. J Diabetes Sci Technol. 2017 Sep; 11(5): 863–869.

48. Allen N, Gupta A. Current Diabetes Technology: Striving for the Artificial Pancreas.Diagnostics (Basel). 2019 Mar 15;9(1). pii: E31. doi: 10.3390/diagnostics9010031.

49. Nihat Sayin, Necip Kara, and . Gökhan Pekel. Ocular complications of diabetes mellitus. .World J Diabetes 2015 Feb 15; 6(1): 92–108.

50. Mahesh B. Borhade; Shikha Singh. Diabetes Mellitus, Exercise. Treasure Island (FL): StatPearls Publishing; 2019 Jan-.

51. .Nathan DM. Diabetes: Advances in Diagnosis and Treatment.JAMA. 2015 Sep 8;314(10):1052-62. doi: 10.1001/jama.2015.9536.

E Book Diabetes

Impressum:
© 2019 Wien, Österreich, von Christopher Schütze; Alle Literaturangaben finden sich im Inhaltsverzeichnis.

E Book Diabetes kopie

Diabetes

Entstehung, Diagnose und Behandlung

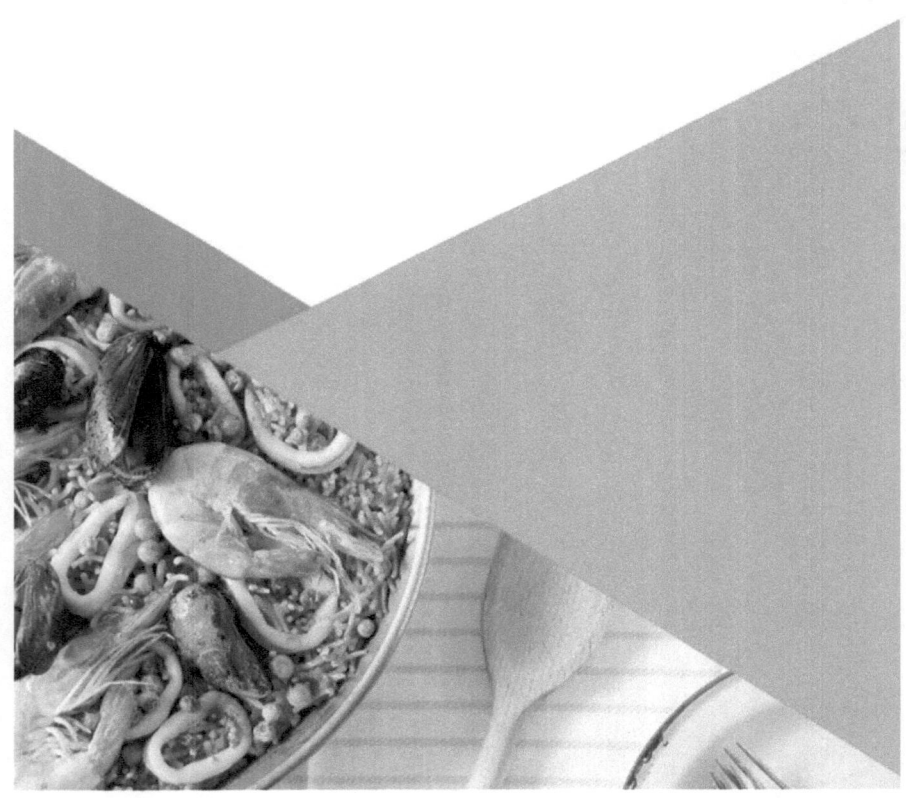

www.ingramcontent.com/pod-product-compliance
Lightning Source LLC
Chambersburg PA
CBHW030740180526
45157CB00008BA/3251